AF454386

SOCIÉTÉ D'AGRICULTURE DE LA GIRONDE

(Assemblée générale du 7 avril 1909)

LA TUBERCULINE

(Intra-dermo-réaction)

COMMUNICATION

FAITE PAR

M. P. HERBET

Président de la Section d'Agriculture générale de la Société
d'Agriculture de la Gironde,
Directeur de l'École d'agriculture et de viticulture de La Réole.

BORDEAUX

IMPRIMERIE NOUVELLE F. PECH ET Cⁱᵉ

7 — rue de la Merci — 7

1909

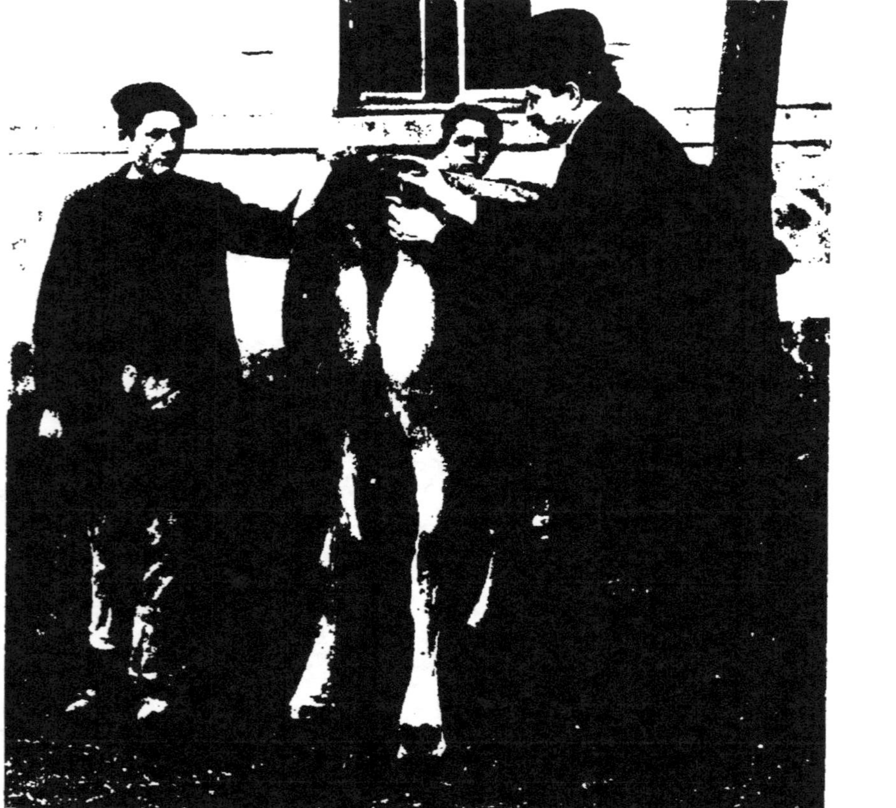

Opérateur pratiquant l'Intra-dermo-réaction
dans la cour de l'École d'Agriculture.

*Résultat positif obtenu
sur un taurillon de 19 mois.*

LA TUBERCULINE

(Intra-dermo-réaction)

Messieurs,

Dans une de nos précédentes réunions, un de nos collègues des plus distingués, M. le Dr Peyronny, a résumé avec une remarquable clarté l'état actuel de nos connaissances sur la tuberculose et la vaccination antituberculeuse.

Comme suite à sa brillante conférence, je me propose, en ma qualité de praticien, de renseigner la Société d'Agriculture sur les récents progrès que la science a réalisés dans l'emploi de la tuberculine comme moyen de diagnostic précoce de la tuberculose bovine.

Vous savez tous que la tuberculine, telle qu'on l'utilise depuis dix-huit ans, en injection sous-cutanée, est un révélateur sûr, qui a rendu et qui continue à rendre d'immenses services à l'agriculture.

Ses indications sont fournies par ce fait que, quand on l'introduit sous la peau d'un bovin à la dose de 30 à 40 centigrammes, elle ne provoque aucune réaction si le sujet n'est pas tuberculeux, tandis que s'il l'est, elle fait naître chez lui, de la neuvième à la dix-neuvième heure, une élévation de température variant de un degré et demi à trois degrés.

La technique de l'opération pour son emploi est des

plus simples et la constatation des résultats se fait avec la plus grande facilité.

La méthode serait donc parfaite si, dans la pratique, elle ne présentait quelques inconvénients.

La tuberculine ne donne de renseignements précis, quand on l'introduit sous la peau, qu'à la condition expresse que la température des sujets soumis à son épreuve soit normale, qu'elle ne présente que de faibles oscillations; il faut, autrement dit, que les animaux ne soient sous l'influence d'aucun trouble morbide ou physiologique.

Or, pour déterminer l'importance des oscillations de la température, il faut prendre celle-ci deux fois la veille et, mieux encore, deux fois l'avant-veille de l'opération, ce qui oblige le propriétaire à immobiliser ses animaux à l'étable pendant deux ou trois jours, d'où pour lui une certaine perte s'il s'agit de bêtes de travail ou de bêtes nourries à la prairie. En outre, le praticien est dans l'obligation, sous peine de s'exposer à commettre des erreurs, de se rendre chez le client à heure fixe, pour constater le résultat de l'épreuve.

NOUVELLE MÉTHODE

Intra-dermo-réaction.

Dans le courant de l'année 1907, von Pirquet appela l'attention du monde savant sur la réaction cutanée à la tuberculine et laissa entrevoir les avantages pratiques que la médecine pourrait en retirer.

C'est de la connaissance de ce fait qu'est née la *cuti-réaction*, l'*ophtalmo-réaction* et enfin l'*intra-dermo-réaction*.

Je ne m'occuperai que de cette dernière, parce qu'elle est la seule ayant une réelle importance pratique.

Sous le nom d'intra-dermo-réaction à la tuberculine, M. le Dr Mantoux a désigné l'épreuve résultant de l'injection d'une quantité dosée de tuberculine dans l'épaisseur de la peau.

Chez l'espèce humaine, à la dose de un centième de milligramme, les résultats de cette injection ont été absolument démonstratifs pour la révélation de cas de tuberculose latente, de tuberculose douteuse, ou de tuberculose avérée.

En présence de ces résultats, M. Mantoux et M. Moussu, ce dernier professeur à l'École vétérinaire d'Alfort, eurent l'idée de faire des expériences sur des animaux des espèces bovine, ovine, caprine et porcine. Les succès qu'ils obtinrent furent des plus encourageants.

Le 15 octobre 1908, ces expérimentateurs annoncèrent à la Société centrale de Médecine vétérinaire que, lorsqu'on injecte dans le derme d'un bovin un à deux centigrammes de tuberculine, on constate :

1° Que, chez tous les animaux sains sans exception, l'épreuve reste sans effets immédiats et sans résultats éloignés. A peine reste-t-il trace de la piqûre après quarante-huit heures;

2° Que chez tous les animaux tuberculeux, au contraire, il se produit, à partir du moment de l'injection, une réaction locale très vive qui se traduit par de l'augmentation de sensibilité de la peau, de l'épaississement du derme, et l'apparition, durant les quarante-huit heures qui suivent l'injection, d'une plaque circulaire d'œdème sous-cutané dont les dimensions peuvent varier de celle d'une pièce de cinq francs à celles de la paume de la main.

La réaction, déjà visible après vingt-quatre heures, atteint son maximum d'intensité après quarante-huit heures, et commence à régresser à partir du troisième ou quatrième jour; sa disparition est très lente, et chez certains sujets, la modification locale est parfois encore très appréciable après une dizaine de jours.

Cette réaction intra-dermique peut être obtenue sur un point quelconque de la surface du corps : encolure, épaule ou toute autre région ; malheureusement, pratiquée dans ces conditions, elle présente certains inconvénients.

Aussi, nous sommes-nous efforcés, ajoutent MM. Mantoux et Moussu, non pas de modifier la technique de l'épreuve, mais bien de chercher une région d'élection pour l'injection intra-dermique. Cette région, nous l'avons découverte sans trop de difficultés, et les résultats de l'opération deviennent alors tellement faciles à apprécier qu'ils peuvent être reconnus par les personnes les plus ignorantes et les moins averties : il suffit de lire.

Il existe chez tous les sujets de l'espèce bovine, à la base de la queue, et allant de cet appendice à la marge de l'anus, deux plis cutanés latéraux, au niveau desquels la peau est très fine, très souple, non recouverte de poils et pourvue d'un tissu conjonctivo-élastique sous-cutané très abondant.

Lorsque l'injection intra-dermique de la tuberculine (2 à 4 gouttes de tuberculine à 1/10) est faite dans l'un de ces plis, de préférence à la partie moyenne, la réaction se fait identiquement semblable à celle d'une autre région de la peau, si elle est positive ; et reste sans effet aucun si elle doit être négative. Vingt-quatre heures après l'épreuve, le résultat est déjà très net et très facilement appréciable ; mais, là encore, le maximum est atteint vers la quarante-huitième heure. Si le résultat est positif, il suffit de soulever légèrement la queue pour constater que le pli sous-caudal soumis à l'épreuve a doublé ou triplé d'épaisseur, alors que l'opposé est resté exactement ce qu'il était au début.

Par comparaison des deux plis la différence saute aux

yeux; le résultat est fidèlement enregistré pour tous. D'ordinaire, l'infiltration œdémateuse du pli sous-caudal prend une forme ovoïde au niveau du point de piqûre de l'aiguille pour atteindre les dimensions d'une noisette, d'une amande ou d'une noix; dans d'autres cas, elle transforme le pli cutané en un bourrelet allongé.

Tels sont les points essentiels de l'exposé qu'ont fait de leur méthode, à la Société centrale de Médecine vétérinaire, MM. Mantoux et Moussu.

En somme, avec l'intra-dermo-réaction on n'a plus à prendre de relevés thermiques ni à redouter que l'élévation de température, au moment de la constatation des résultats, ne tienne à d'autres causes.

Les animaux peuvent toujours être soumis à son épreuve, quelles que soient les conditions dans lesquelles ils se trouvent. Les indications fournies par elle sont toujours nettes, aussi bien sur la bête de travail dont le service n'est pas interrompu, que sur celle qui continue à aller à la prairie. Il en est de même pour la vache en chaleur ou arrivant au terme de la gestation.

Enfin, pour se rendre compte des effets de l'inoculation, l'opérateur dispose d'un à plusieurs jours.

Comme vous le voyez d'après ce que je viens de dire, nous paraissions être en possession d'une méthode idéale.

Séduit par les avantages qu'elle promettait, je l'expérimentai sans retard. Les résultats qu'elle me donna furent les mêmes que ceux que me fournit l'injection sous-cutanée.

Mais le nombre des sujets sur lesquels je l'avais mise en œuvre était trop restreint pour que j'eusse la certitude qu'elle était aussi sûre dans ses résultats que la méthode classique.

Je continuai donc mes expériences et je ne tardai pas à rencontrer un cas de défaillance et de nombreux cas douteux.

Voici dans quelles conditions je rencontrai le premier :

Le 8 décembre dernier, M. Fournié, vétérinaire à La Réole, pratiqua sur un bœuf de race garonnaise, âgé de cinq ans, une injection sous-cutanée de tuberculine dont *le résultat fut positif*.

Le 25 du même, mois je soumis ce même bœuf à l'épreuve de l'intra-dermo-réaction, j'eus un *résultat négatif*.

Le 18 janvier, une nouvelle injection sous-cutanée me donna, comme à M. Fournié, un résultat positif.

Je fis abattre le bœuf et je constatai l'existence de la tuberculose généralisée.

Je vais vous rapporter maintenant l'observation d'un cas douteux.

Le 5 janvier dernier, je pratiquai l'intra-dermo réaction sur deux bœufs garonnais âgés de cinq ans.

Le 7, je constatai sur les deux sujets que le pli sous-caudal sur lequel j'avais opéré avait augmenté de volume d'un quart environ sur toute son étendue, sans présenter toutefois d'induration au point où la piqûre avait été pratiquée.

Que conclure dans ce cas ? Il y avait incontestablement une réaction, mais quelle en était exactement la nature ?

Une injection sous-cutanée m'apprit qu'elle n'était pas spécifique.

D'autre part M. Vallée, le savant successeur de Nocard, à l'École vétérinaire d'Alfort, prenait 15 bovidés, dont 7 certainement tuberculeux, et non tuberculinisés depuis plusieurs mois ; il les soumettait à l'épreuve de l'intra-dermo-réaction dans les conditions exactement déterminées par MM. Mantoux et Moussu. Parmi eux quatre tuberculeux fournissaient des réactions locales absolument démonstratives, un cinquième une légère réaction quoique nette, et les deux autres tuberculeux ne réagissaient pas, tandis que deux animaux indemnes de tuberculose fournissaient des noyaux de la grosseur d'une amande extrêmement suspects.

Ces constatations indiquaient donc l'utilité de nouvelles recherches, le besoin d'éclairer par l'expérimentation les points restés obscurs.

Ces recherches, M. le professeur Vallée, M. Deglaire, de Sedan, et moi, les avons entreprises; à la date du 15 mars nous possédions déjà des résultats très intéressants que l'un de nous, M. Vallée, a communiqués à la Société centrale de Médecine vétérinaire.

Je me permets de vous donner connaissance de ces documents :

« J'ai l'honneur, dit M. Vallée, de présenter à la Société les résultats de diverses séries d'expériences que nous avons poursuivies sur l'épreuve de l'intra-dermo-réaction à la tuberculine, et une statistique concernant la valeur pratique de ce procédé de recherche de la réaction cutanée.

» 1° *De la réaction immédiate à l'intra-dermo-réaction.* — Nous avons constaté que les bovidés, sains ou tuberculeux, soumis à l'épreuve de l'intra-dermo-réaction fournissent très fréquemment une réaction locale immédiate. Près de 60 °/₀ des sujets éprouvés donnent, de cinq à soixante minutes après l'épreuve, un noyau de réaction locale, du volume d'une noisette ou d'une noix, beaucoup plus rarement d'un volume d'un abricot, de teinte rose vif, rouge ou violacée. Cette réaction disparaît le plus souvent en quelques heures; aucune trace n'en persiste alors le lendemain de l'opération; mais parfois des animaux, cependant indemnes de tuberculose, conservent à son niveau, après la quarante-huitième heure, un noyau œdémateux, très net, occupant toute l'épaisseur du pli sous-caudal.

» Cette réaction immédiate n'est nullement *spécifique* puisqu'on l'enregistre aussi bien sur des bovidés sains que sur des sujets tuberculeux. Sa connaissance, toutefois, n'est point sans intérêt pratique, en raison des stigmates qu'elle laisse quelquefois persister et qui peuvent, en quelques cas, conduire à des erreurs d'interprétation des faits.

» Aussi, est-il indiqué de rechercher les conditions de production de ce phénomène. Ayant constaté qu'il ne revêt aucun caractère spécifique, il est aisé de prévoir qu'il dépend soit de l'influence traumatique de l'inoculation intra-dermique, soit des substances diverses contenues dans la tuberculine et qui proviennent du bouillon ayant servi à sa préparation.

» L'expérience montre, en effet, que la réaction immédiate est obtenue tout aussi bien avec de la malléine diluée qu'avec une simple dilution d'un bouillon glycériné identique à celui qui sert à la production de la tuberculine. Seules les solutions d'une tuberculine précipitée à plusieurs reprises par l'alcool, dans le but de la débarrasser des sels qui l'accompagnent, fournissent des réactions locales immédiates minimes. Il n'est donc pas douteux que, pour la plupart, la petite quantité de glycérine et de divers sels qui se trouvent dans la tuberculine brute contribue à la production des réactions locales immédiates, mais qu'aussi le traumatisme entre en ligne de compte dans la production du phénomène.

» Il y a donc intérêt à n'utiliser dans la pratique de l'intra-dermo-réaction que ces solutions de tuberculine précipitée qui laissent dans la production du phénomène la plus grande part à la spécificité du réactif.

» Hamburger, qui le premier a effectué des intra-dermoréactions, sous le nom de réaction à la piqûre, a montré l'extrême sensibilité de ce procédé qui fournit chez l'enfant des résultats très nets encore avec des doses de tuberculine voisines de un millionième de milligramme.

» Aussi avons-nous cherché, toujours dans le but de

laisser à la réaction locale son maximum de spécificité, à obtenir des réactions sous-caudales avec la dose minima active de tuberculine.

» Une série d'essais poursuivis sur vingt animaux tuberculeux nous a permis de constater que l'on obtient encore de superbes réactions sous-caudales avec un demi-milligramme de tuberculine précipitée, représenté par deux gouttes d'une solution au deux-centième de cette tuberculine, correspondant à une dilution au vingtième de tuberculine brute.

» 2° *Intra-dermo-réaction en séries.* — Opérant alternativement sur l'un et l'autre pli sous-caudal, nous avons pu enregistrer, chez dix animaux tuberculeux, sept intra-dermo-réactions parfaites en l'espace de trois mois. Il est même possible d'obtenir chez un sujet donné une intra-dermo-réaction typique, alors que celle précédemment enregistrée est encore en pleine évolution. Si ces constatations se généralisent, le praticien, aux prises avec une difficulté possible d'interprétation d'une première intra-dermo-réaction, aura donc toute facilité pour rechercher immédiatement de nouvelles manifestations plus caractéristiques.

» 3° *Résultats tardifs de l'intra-dermo-réaction.* — Quatre fois au cours de nos expériences nous avons relevé des réactions tardives chez des bovidés tuberculeux. Chez deux animaux, la réaction, nulle encore à la soixantième heure, est apparue à la soixante-deuxième. pour n'être parfaite qu'au cinquième jour ; chez un troisième, la réaction n'a été nette qu'à la soixante-quatorzième heure, et, chez un dernier, après cinq jours pleins seulement. Il convient donc de ne pas prendre en l'espèce de trop hâtives conclusions.

» 4° *Intra-dermo-réaction dans ses rapports avec le début de l'infection.* — Trois bovidés infectés par inoculation intra-veineuse de bacilles virulents, ont été soumis à l'épreuve de l'intra-dermo-réaction, cinq, quatorze et vingt jours plus tard. A la première épreuve aucun sujet ne réagit; deux sur trois réagissent aux seconde et troisième épreuves. L'intra-dermo-réaction serait donc apte à déceler des tuberculoses tout au début de leur évolution, et il importe d'établir par des expériences plus larges, effectuées sur des sujets contaminés par les voies aériennes et digestives, l'époque d'apparition de l'intra-dermo-réaction. Il est presque inutile de souligner l'importance pratique qui s'attache à ce détail.

» *5° Intra-dermo-réaction et injection sous-cutanée à la tuberculine.* — Des épreuves parallèles par intra-dermo-réaction et injection sous-cutanée de tuberculine ont été poursuivies sur trente animaux tuberculeux, la recherche de l'intra-dermo-réaction précédant toujours celle de la réaction thermique. Chez tous les sujets, l'emploi de l'une ou de l'autre méthode permettait de conclure en toute certitude à l'existence de la tuberculose; mais il est à remarquer que le parallélisme n'est point complet entre la netteté des résultats obtenus : à certaines intra-dermo-réactions énormes correspondent des réactions thermiques très nettes mais d'importance moyenne, de même qu'à des réactions sous-caudales modestes, quoique nettes, correspondent des réactions thermiques intenses.

» L'un de nous a montré jadis que l'épreuve sous-cutanée pratiquée en même temps qu'une cuti-réaction par scarifications, n'apporte à l'évolution de celle-ci qu'une légère entrave. Il en va de même avec l'intra-dermo-réaction dont le phénomène intime ne diffère d'ailleurs en rien de celui de la cuti-réaction. C'est ainsi que 18 bovidés tuberculeux soumis simultanément à l'épreuve intra-dermique et à l'inoculation sous-cutanée, nous ont donné, à l'un et à l'autre procédé, de parfaites réactions.

» De même que nous avons établi qu'une injection préalable de tuberculine suspend l'aptitude à la *cuti-réaction*, M. Moussu a montré qu'il ne fallait point rechercher l'intra-dermo-réaction chez des animaux récemment tuberculinés sous la peau. L'expérience suivante montre que c'est progressivement que se perd, à la suite de l'injection sous-cutanée, l'aptitude des bovidés tuberculeux à fournir des réactions cutanées.

» Trois bovidés tuberculeux reçoivent, sous la peau, 8 centimètres cubes de tuberculine diluée au dixième, puis sont soumis à cinq intra-dermo-réactions en série effectuées un, dix, quinze, trente, quarante-deux jours après l'injection sous-cutanée. Chez tous, la première intra-dermo-réaction donne des ébauches nettes, les trois suivantes ne fournissent de résultats positifs que sur un seul sujet; seule la cinquième donne chez tous des résultats nets. Tandis que l'intra-dermo-réaction se montre impuissante à déceler chez ces sujets l'existence de la tuberculose, l'épreuve sous-cutanée, pratiquée dans les conditions indiquées par l'un de nous en 1904, fournit de parfaites indications.

» 6° *Intra-dermo-réaction dans la pratique.* — Nous avons réalisé l'épreuve selon la technique indiquée par MM. Mantoux et Moussu sur 521 bovidés de tout âge. Les indications de la méthode ont été ensuite contrôlées, soit par l'épreuve sous-cutanée, soit par l'autopsie des animaux. Le tableau suivant indique les résultats obtenus :

Épreuves effectuées   521
Concordances absolues   494
Divergences dans les indications. . .   27, soit 5.2 °/₀

» Les divergences constatées sont de deux ordres :

» *Réactions locales nulles* (ou semblables aux légers empâtements fournis par certains animaux indemnes) *relevées chez des sujets tuberculeux*   12

» Les divergences du premier type ont été confirmées par l'autopsie chez trois des douze animaux qui les ont offertes, et cette opération a établi l'existence chez eux des lésions, décelées par la réaction thermique, que l'intra-dermo-réaction n'avait point mises en évidence. Les neuf autres sujets ont offert au contrôle des réactions thermiques si complètes que l'on ne saurait douter de leur état.

» Celles du second ordre ont été confirmées une fois par l'autopsie. Comme il s'agit dans tous les autres cas d'animaux en parfait état de santé, à température normale, pour la plupart nés et entretenus en milieu indemne, il n'est guère possible de mettre en doute la valeur de l'épreuve de tuberculine par voie sous-cutanée, demeurée chez eux entièrement négative. Il est à présumer que les réactions intra-dermiques observées chez eux, peu nettes d'ailleurs, relèvent d'une persistance de la réaction banale immédiate, qui suit si fréquemment l'intra-dermo-réaction.

» Ces faits établiraient toutefois qu'en quelques circonstances l'interprétation des résultats de l'intra-dermo-réaction demeure malaisée.

» Il ne paraît pas douteux qu'il est bon de tenir compte des suites immédiates de l'intervention, ce qui permettrait de ne pas retenir comme suspecte, ou comme positive, une réaction demi-nette observée chez un sujet ayant offert, dès la piqûre, une réaction immédiate bien évidente.

» **Résumé**. — De tout ce qui précède, nous estimons que l'épreuve de l'intra-dermo-réaction représente un très précieux procédé de recherche de la réaction cutanée de von Pirquet, procédé nettement supérieur à tous ceux proposés antérieurement et qui mérite, pratiquement, d'être mis en œuvre avant tout autre.

» Il convient de rechercher, dans tous les cas, la réaction immédiate qui suit souvent l'inoculation intra-dermique de la tuberculine et peut faciliter parfois l'interprétation des rares résultats douteux de l'épreuve.

» Il est intéressant, dans le but d'éviter une réaction immédiate trop vive, de n'utiliser pour l'épreuve que des tuberculines purifiées par précipitation par l'alcool (1).

» La méthode ne doit pas être mise en œuvre chez les sujets qui ont reçu ou pu recevoir, dans le mois qui précède, une injection sous-cutanée de tuberculine; il convient donc de ne point l'utiliser pour l'épreuve d'animaux récemment achetés. »

P. HERBET.

-----

(1) L'Institut Pasteur délivre, sur demande, des tuberculines précipitées.

34339 — Bordeaux — Imp. Nouvelle F. Pech et C°, 7, rue de la Merci